(高校版)

现场应急救护及心理危机干预手册

毕婉蓉　郑加麟　主编

赵若瑶　杨文卓　周祁　杨军　封雨诗　刘晶晶　副主编

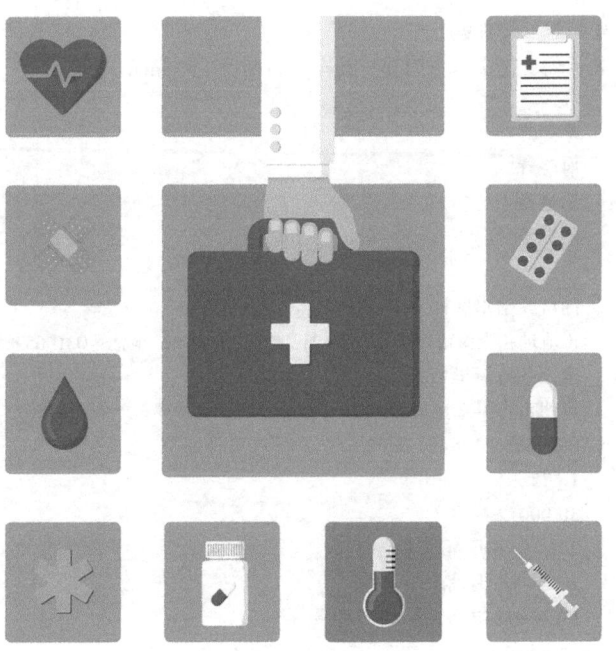

同济大学出版社·上海
TONGJI UNIVERSITY PRESS·SHANGHAI

图书在版编目(CIP)数据

现场应急救护及心理危机干预手册 / 毕婉蓉,郑加麟主编;赵若瑶等副主编. -- 上海:同济大学出版社,2024.6. -- ISBN 978-7-5765-0017-2

I. R459.7-62;R493-62

中国国家版本馆 CIP 数据核字第 2024VG5774 号

现场应急救护及心理危机干预手册(高校版)

主　编　毕婉蓉　郑加麟
副主编　赵若瑶　杨文卓　周祁　杨军　封雨诗　刘晶晶

责任编辑　戴如月
助理编辑　府晓辉
责任校对　徐逢乔
封面设计　潘向蓁

出版发行　同济大学出版社　www.tongjipress.com.cn
　　　　　(地址:上海市四平路1239号 邮编:200092 电话:021-65985622)
经　销　全国各地新华书店
印　刷　苏州市古得堡数码印刷有限公司
开　本　889mm×1194mm　1/32
印　张　1.625
字　数　30 000
版　次　2024 年 6 月第 1 版
印　次　2024 年 6 月第 1 次印刷
书　号　ISBN 978-7-5765-0017-2
定　价　18.00 元

本书若有印装质量问题,请向本社发行部调换
版权所有　侵权必究

前言 PREFACE

根据《健康中国行动（2019—2030年）》《教育部等五部门关于全面加强和改进新时代学校卫生与健康教育工作的意见》（教体艺〔2021〕7号）、《教育部办公厅关于开展第二批全国学校急救教育试点工作的通知》（教体艺厅函〔2023〕11号）、《教育部办公厅关于做好第二批全国学校急救教育试点建设和管理工作的通知》（教体艺厅函〔2023〕30号）要求，我们应以习近平新时代中国特色社会主义思想为指导，深入贯彻落实党的二十大精神，坚持健康第一的教育理念，深化学校健康教育改革，加强学校急救教育，保护师生生命健康，培养师生乐于施救、敢于施救、善于施救的意识和能力。大学生是社会发展的未来和重要组成部分，他们面临着种种压力和挑战，近年来心理健康教育变得尤为重要。本书旨在以提升师生健康素养为核心，以普及急救和心理健康等观念、知识和技能为重点，以提升校园应急救护能力为目标，加强师生员工急救和心理健康普及教育培训。

心源性猝死救援有"黄金4分钟"的说法，如果等待专业救护人员赶到，可能就错过了最佳救护时间。正因如此，加强宣传科普，让"人人学急救，急救为人人"的理念深入人心十分重要。人们掌握自救互救知识，及时、正确、有效地抢救，能最大程度地减少痛苦、伤残和死亡。

如果没有经过相关培训,加上特殊情况下环境的影响、心理的波动,一个人能在他人遭遇意外时果断进行急救的确不太容易。加之缺乏实操经验,即便有详细的急救设备使用说明,仍可能产生"怕添乱""怕出错"等顾虑,造成真正遇到需要救助的情况时"不敢"急救、"不会"急救的局面。

大学生心理健康是指大学生能够适应发展着的环境,具有完善的个性、良好的情绪、奋发的意志、健全的人格,并在个体认知、情绪反应、意志行为等方面处于积极状态,保持正常的调控能力。新时代大学生应该能够正确认识自我、自觉控制自己、正确对待外界影响,保持心理的平衡协调。

为提升大学生的社会心理健康和应急救护能力,高校应开展相关健康知识和技能培训,让健康培训从"选修"成为"必修",让更多人学得精、用得准、做得对。《中华人民共和国民法典》第一百八十四条规定,"因自愿实施紧急救助行为造成受助人损害的,救助人不承担民事责任",给善人善举以充足底气。

总之,目前大学生现场应急救护和心理健康教育在现实中面临诸多挑战。充分认识到这一点,并采取相应措施进行积极宣教非常重要。通过宣传提高认知度、加大资源投入、建立支持系统,促进大学生基本健康知识和技能的发展,提升他们的综合素质和幸福感,更有力地保障生命安全,是共建共享健康中国的重要内容。

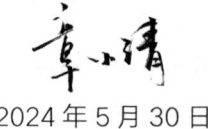

2024 年 5 月 30 日

目 录 CONTENTS

前 言

01 第一章 现场应急救护
- 02　一、应急救护培训的意义
- 05　二、常用的应急救护方法
- 05　　（一）心肺复苏（Cardiopulmonary Resuscitation，CPR）
- 11　　（二）海姆立克急救法（Heimlich Maneuver）
- 13　　（三）触电急救
- 15　　（四）包扎止血
- 20　　（五）突发骨折急救
- 25　　（六）中暑急救
- 26　　（七）火灾逃生
- 27　　（八）地震逃生

31 第二章 心理危机干预
- 32　一、当代大学生常见的心理危机

32	（一）学业压力
33	（二）人际关系困扰
35	（三）大学生自我认同与价值观冲突
36	（四）应对价值观冲突的策略
36	二、大学生网络和电子设备成瘾
37	（一）学业受损
37	（二）社交障碍
37	（三）身心健康问题
37	三、大学生常见精神疾病
37	（一）抑郁症
38	（二）焦虑症
38	（三）双相情感障碍
38	（四）强迫症
38	（五）社交恐惧症
39	（六）边缘型人格障碍
39	（七）精神分裂症
39	四、大学生心理危机的识别与干预
40	（一）大学生心理危机概念
40	（二）识别要素
41	（三）干预措施
42	（四）针对大学生的心理咨询和精神医学服务
43	（五）保障措施
44	（六）学生心理朋辈支持与互助网络

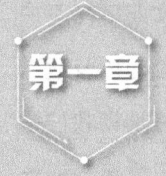

现场应急救护

应急救护是指当有任何意外或急病发生时，施救人员在医护人员到达前，按医学护理的原则，利用现场适用物资临时以及适当地为伤病者进行初步救援及护理，然后迅速送院医治。现场救护是在事发的现场，对伤病者实施及时、有效的初步救护，立足于现场的抢救。事故发生后的短暂的时间内，是抢救危重伤员最重要的时刻，医学上称之为"救命的黄金时刻"。在此时间段内，抢救及时、正确，生命有可能被挽救；反之，则可能导致病情加重或生命丧失。现场及时、正确的救护，能够为医院救治创造条件，最大限度地挽救伤员的生命和减轻伤残。在事故现场，"第一目击者"对伤员实施有效的初步紧急救护措施，以挽救生命，减轻伤残和痛苦。然后，在医疗救护条件下或运用现代救援服务系统，将伤病者迅速送到就近的医疗机构，继续进行救治。院前急救是在医院之外的环境中对各种危及生命的急症、创伤、中毒、灾难事故等伤病者进行现场救护、转运和途中救护的统称，即从病人发病或伤员受伤开始到医院就医之前这一阶段的救护。本书所提及的现场应急救护属于院前急救的一部分，是为救治院外危、急、重症病人和应对各种灾难事故而实施的，公众培训后参与的现场急诊急救，它是急诊医学重要的组成部分。从时间和空间上划分，它又是应急救护医学的首要环节，其作用的好坏直接影响急救的全过程。

一、应急救护培训的意义

应急救护培训的意义是让大家能够在平时积累应急救护的相关

知识和技能,以便在关键时刻知道怎样操作,是提高抢救成功率的重要措施。

1. 挽救生命

在紧急情况下,及时的急救行为可以挽救伤病者的生命。例如,在心脏骤停、溺水、中暑等情况下,迅速的急救操作可以大大提高生存率。

2. 减轻伤害

应急救护可以减轻伤病者的痛苦,并降低可能造成的长期伤害。正确的急救措施可以有效控制伤情,避免病情恶化。

3. 提高抢救效率

在事故或灾难发生时,紧急救护人员的介入可以提高抢救效率,避免情况恶化,并为伤病者争取更多的时间。

4. 承担社会责任

学习急救知识和技能是每个人应承担的社会责任。能够提供急救帮助的人员可以在关键时刻挽救他人的生命,为社会作出积极贡献。

5. 传播正能量

急救行为展现了人们的爱心和同情心,能够激励更多人参与到应急救护工作中，形成一个关爱、互助的社会氛围。

实践证明，最佳急救期为伤后 2 小时内，较佳急救期为 12 小时内，延期急救期为 24 小时内；猝死病人抢救的最佳时间是 4 分钟，严重创伤病人抢救的黄金时间是 30 分钟。应急救护面对病情急、危、重的伤病者，要分秒必争，严格按照现场急救原则运用"快捷、有效、合理、安全"的急救措施，使伤病者得到最迫切和最有效的急救和治疗，尤其是灾害性和突发性事件的现场急救更是如此。现场急救的及时、正确与否，直接关系到伤病者的伤残率及生命安危。过程中应做到突出"急"，强调"快"。

急诊医学的发展，有赖于急救技术的普及：充分调动群众的主观能动性，使其熟练掌握通信系统及常用抢救仪器的使用，充分掌握止血、包扎、固定、搬运这四大现场急救技术。在实际中，通过反复学习，反复强化，反复训练，可降低院前死亡率。但目前大部分现场人员缺乏一般的抢救知识，没有给予及时处理，耽误了最佳的抢救时机。所以，本书介绍了现场简单的急救技术，使掌握初期简单的院前急救知识扩大为社会人员的共同责任，通过教育宣传，提高全民自救互救水平，赢得抢救时机，从而达到"挽救生命，减轻伤残"的目的。

总之，应当重视院前现场应急救护，向全社会普及急救知识。本书编者通过介绍紧急的医疗救助知识，希望强化师生急救意识，提高其急救快速反应能力，使其掌握现场急救原则和基本急救技能，为伤病者获得更多的生存机会贡献绵薄之力。

二、常用的应急救护方法

（一）心肺复苏（Cardiopulmonary Resuscitation, CPR）

CPR 适用于各种原因引起的心跳、呼吸骤停后的抢救，能够在"黄金 4 分钟"内抢救伤员，使骤停的心脏恢复跳动，维持大脑的供血供氧。CPR 实施步骤见图 1，具体流程见图 2。

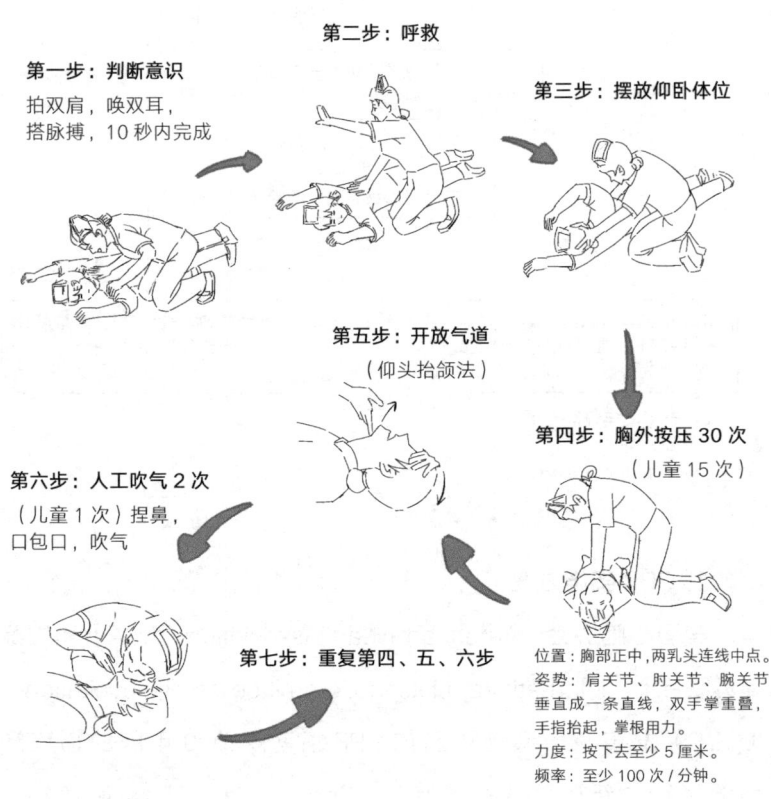

图 1　CPR 实施步骤
Fig.1　Procedure of CPR

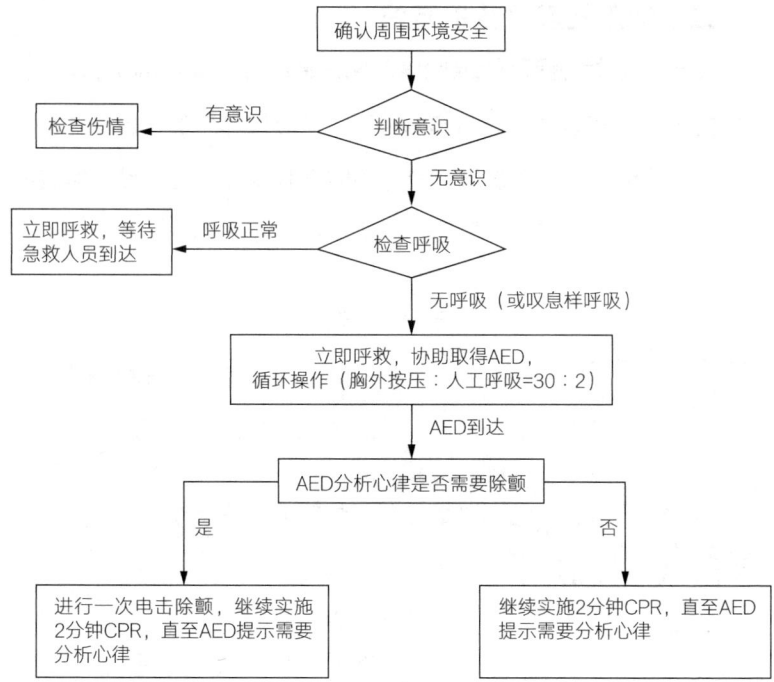

注：AED 指自动体外除颤器
图2　CPR 流程图
Fig.2　Flow chart of CPR

1. CPR 实施方案

美国心脏协会（American Heart Association，AHA）和国际复苏联合会（International Liaison Committee on Resuscitation，ILCOR）发布了一系列更新的 CPR 指南。2020 年版的指南还强调了针对新型冠状病毒肺炎（Corona Virus Disease 2019，COVID-19）伤病者进行 CPR 时的特别考虑，包括在进行人工呼吸时使用面罩或其他屏障以减少传播风险。

2. 成人呼吸心脏骤停的急救程序

（1）评估

评估环境，确保自身安全，做好安全防护，方能施救。

（2）判断

判断意识，一拍、二叫、三观察，判断伤病者是否失去意识。

一拍：救护员双手同时轻拍伤病者双肩。

二叫：以适量的音量呼叫伤病者的名字。

三观察：观察伤病者脸色是否异常，如脸色苍白、发绀等。

（3）呼救

高声呼救，指定一名群众拨打120，一名去取急救药箱。

（4）体位

摆放体位，让伤病者平躺、仰卧于平硬处。

（5）判断

判断呼吸、心跳。

（6）胸外心脏按压（External chest compression）

指通过对胸部进行有节奏的压迫来模拟心脏的泵血功能，以保持血液循环。对呼吸、心跳骤停者，以不小于100次/分钟的速度进行胸外按压30次，深度为5~6厘米。胸外心脏按压实施要点见图3。

（7）人工呼吸（Rescue breaths）

通过对伤病者进行口对口或口对面罩的吹气，向肺部提供氧气。每个循环人工呼吸两次。人工呼吸实施要点见图4。

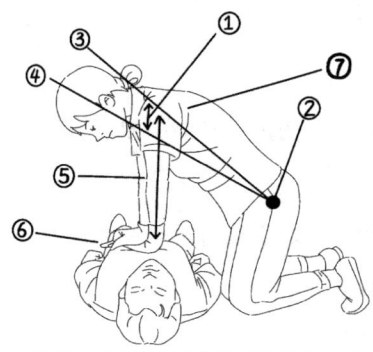

注：
① 胸部按压深度 5～6 厘米
② 以髋关节为支点
③ 放松
④ 向下压
⑤ 肘关节不可弯曲
⑥ 按压胸骨下半段
⑦ 背部为力臂

图 3　胸外心脏按压实施要点
Fig.3　Implementation of external chest compression

注意事项

按压手势：双掌根重叠，十指紧扣。
按压位置：两乳头连线中点。
按压要点：利用上半身重力，垂直、匀速下压 30 次，约 16 秒，深度为 5~6 厘米。
打开气道：检查口腔异物并清除，仰头抬颌，使下颌角和耳垂连线与地面成 90°。

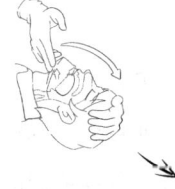

注意事项

吹时捏鼻，吹完松鼻，吹气 2 次；
吹气量（成人）：看到胸廓起伏；
吹气时间 ≥ 1 秒；
侧头换气，并观察伤病者呼吸情况。

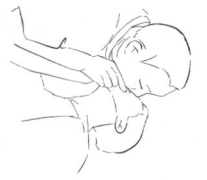

图 4　人工呼吸实施要点
Fig.4　Implementation of rescue breaths

3. 自动体外除颤器（Automated External Defibrillator, AED）

必要时，使用 AED 来分析心律并在适当时给予电击，以试图恢复正常的心律。若需要进行除颤，AED 实施要点见图 5。在使用 AED 期间，所有人都不应接触伤者。AED 使用流程为：①准备 AED；②暴露胸部，贴上电极；③分析心律；④进行电击（按照指示）；⑤继续进行 CPR。

AED急救

"开" 将 AED 放在伤病者左侧耳旁，按下开关或掀开盖子，跟随语音指导操作

"贴" 一个电极片放在右上胸壁（锁骨下方），另一个放在左乳头外侧（靠近腋窝侧），上缘距左侧腋窝 7 厘米左右

注意： 如第一次电击后伤病者没有恢复意识和呼吸，应立刻继续进行心肺复苏，反复进行直至急救人员到来。如没有 AED，进行心脏持续按压，同样有效。

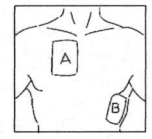

"插" 电极片插头插入主机插孔，仪器会通过声音或图形报警提示伤病者发生室颤

"电" 按"电击"前必须确定无人接触伤病者或大声宣布"离开"

图 5　AED 实施要点
Fig.5　Implementation of AED

4. 持续 CPR

在 AED 分析期间，继续进行 CPR。如果 AED 表示不需要除颤，也继续进行 CPR。直到救护人员接手或者伤病者有了反应。

5. CPR 关键技术

（1）压胸深度

对于成人，推荐的压胸深度为至少 5 厘米（2 英寸）但不超过 6 厘米（2.4 英寸）。

（2）压胸频率

推荐的压胸频率为 100~120 次 / 分钟。

（3）避免过度通气

在进行口对口呼吸时，避免过度通气，因为这可能导致伤病者胸腔内压力增加，降低心脏血液输出量。

（4）AED

如果有 AED 可用，应尽早使用。AED 现在设计得对用户更加友好，即使是非专业人员也能操作。

（5）链路生存

强调早期识别心脏骤停、早期 CPR、早期除颤和高效的高级生命支持以及心脏骤停后护理的重要性。

（6）单人或双人操作

有条件的情况下，在执行 CPR 时推荐使用双人 CPR 技术，以提供更有效的救助。

（二）海姆立克急救法（Heimlich Maneuver）

海姆立克急救法是美国医师亨利·海姆立克（Henry J. Heimlich）1974 年发明的一套利用肺部残留气体，形成气流冲出异物的急救方法。海姆立克急救法是全世界抢救气管异物病人的标准方法。利用突然冲击腹部——膈肌下软组织，产生向上的压力，压迫两肺下部，从而驱使肺部残留空气形成一股气流。这股带有冲击性、方向性的长驱直入于气管的气流，就能将堵住气管、喉部的食物硬块等异物驱除，使人获救，见图 6。

1. 病人清醒

急救者首先以前腿弓，后腿蹬的姿势站稳，让病人坐在自己弓起的大腿上，并让其身体略前倾。然后将双臂分别从病人两腋下前伸并环抱病人。左手握拳，右手从前方握住左手手腕，使左拳虎口

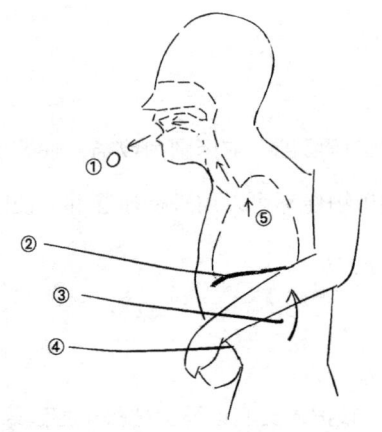

注：
① 阻塞物
② 横膈
③ 用力的方向
④ 用力点
⑤ 气压

图 6　海姆立克急救法（立位图）
Fig.6　Heimlich Maneuver（Bitmap）

贴在病人胸部下方，肚脐上方的上腹部中央，形成"合围"之势，然后突然用力收紧双臂，用左拳虎口向病人上腹部内上方猛烈施压，迫使其上腹部下陷。

病人站着或坐着，救护人从背后抱住其腹部，一手握拳，将拇指一侧放在病人腹部（肚脐稍上）；另一手握住握拳之手，急速冲击性地、向内上方压迫其腹部，反复有节奏、有力地进行，以形成的气流把异物冲出。病人应作配合，头部略低，嘴要张开，以便异物的吐出。

2. 病人昏迷

将病人摆放为仰卧位。救护人两腿分开跪在病人大腿外侧地面上，双手叠放，用手掌根抵住病人腹部（肚脐稍上），冲击性地、快速地向前上方压迫，然后打开病人下颌，如异物已被冲出，迅速掏出清理。

3. 病人自救

用自己的拳头和另一只手掌猛压腹部，或用圆角或椅背快速挤压腹部。在这种情况下，任何钝角物件都可以用来挤压腹部，使阻塞物排出。

4. 病人为婴幼儿

病人若是3岁以下的婴幼儿，救护人员应该马上把孩子抱起来，一只手捏住孩子颧骨两侧，手臂贴着孩子的前胸，另一只手托住孩子后颈部，让其脸朝下，趴在救护人员膝盖上。在孩子背上拍1~5次，并观察孩子是否将异物吐出。如果异物还没吐出来，可以把孩子翻过来，面对救护人员，将手指并拢在孩子胸部下半段按压1~5次。随时观察孩子嘴里有没有异物出来，如果有异物，救护人员应该用手指将异物勾取出来，千万不要捅。以上所有动作都是在孩子的头低于胸的情况下完成的。

（三）触电急救

1. 急救方法

● 切断电源

低压电触电断电方法是做好绝缘保护措施或使用绝缘工具断开电源，见图7。

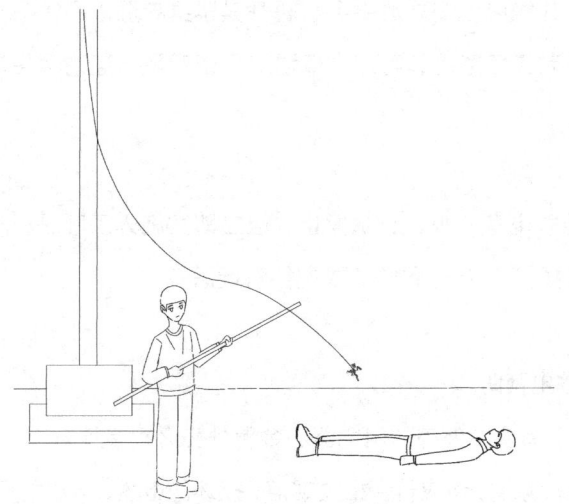

图7 低压电触电断电方法
Fig.7 Low voltage electric shock method

高压电触电断电方法是拉闸断电法。

> **注意事项**
> 高压触电不能直接用竹竿、木棍挑开高压电线,应立即通知相关部门断电。
> 在高压电范围内,清醒人员应单脚或双脚并拢跳跃式移动至安全范围。

- 判断

判断伤员情况,及时拨打 120,并采取急救措施。

(1)轻度

如果触电者伤势不重、神志清醒,但有些心慌、四肢麻木、全身无力,或触电者曾一度昏迷,但已清醒过来,应让触电者安静休息,注意观察。

(2)中度

如果触电者伤势较重,已经失去知觉,但心脏跳动和呼吸尚未中断,应让触电者安静地平卧,解开其紧身衣服以利呼吸;保持空气流通,若天气寒冷,则注意保温。严密观察,速请医生治疗或送往医院。

(3)重度

如果触电者呼吸、心跳停止,应立即实施人工呼吸和胸外心脏按压,并拨打 120 急救电话或送往附近医院。

2. 触电预防

(1)有金属外壳的用电器,金属外壳必须接地。

(2)线路敷设应符合相关规范,损坏的电器、电线要及时调换。

(3)电气设备检修前应切断电源,并在电源开关处挂警示牌,检修时要使用专用工具。

（4）保护电力线路，不准刺破电线、不准在线路上挂东西、不准在输电线周围放风筝。

（5）防止线路、电器受潮。

（6）电器使用完毕应及时切断电源。

（7）供电导线的截面积应符合安全载流量的要求。

（8）不乱拉电线，不准一线一地安装。

（9）严禁将生产设备设施（如白炽灯）用作取暖器。

（10）发现高压线断裂落地，应远离高压线落地处，及时报警，做好保卫工作。

（四）包扎止血

1. 少量出血

伤口处理流程见图8：清洗伤口→消毒伤口→敷料覆盖伤口→包扎伤口。

用清水、肥皂水或双氧水把伤口周围冲洗干净，如伤口有沙土

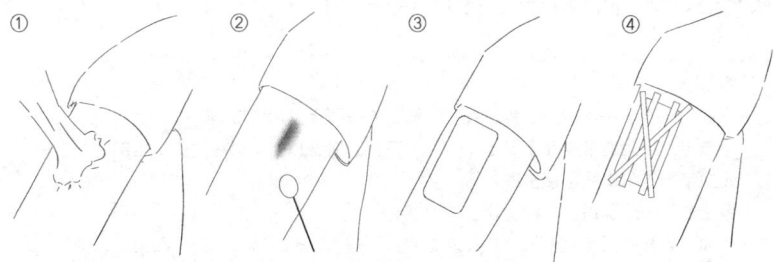

注：①清洗伤口；②消毒伤口；③敷料覆盖伤口；④包扎伤口
图8　少量出血伤口处理流程
Fig .8　Minor bleeding wound treatment process

应冲洗出来,再用干净纸巾、毛巾擦干。用创可贴或干净的敷料、领带覆盖伤口后,对伤口进行包扎。

2. 严重出血

救护员戴上防护手套,用干净的敷料、毛巾盖在伤口上,按压伤口。

● 止血方法

常用止血方法包括指压止血法、加压包扎止血法、止血带止血法等。

(1)指压止血法

若动脉出血,应直接按压伤口,同时采取压迫动脉近心端止血,见图9。

(2)加压包扎止血法

若伤口血液渗透敷料,应加好敷料后再包扎固定,见图10。

(3)止血带止血法

若四肢大动脉出血,呈喷射状,使用各种止血方法效果不佳时,可以根据患者的上、下肢体选择合适的止血带,利用止血带止血(上肢:短、窄;下肢:长、宽),见图11。

注意事项
- 不能用绳索、铁丝、电线等没弹性、细小的东西代替止血带;
- 上肢出血,止血带绑在上臂上1/3处;下肢出血,止血带绑在大腿中上部;
- 止血带不能与皮肤直接接触;
- 系止血带时松紧适宜,以能止住血为度;
- 止血带绑扎时间不宜过长,应标明时间,每隔40~50分钟松开一次,放松时间3~5分钟;
- 松开止血带时,若出血较多,可用指压止血法临时止血。

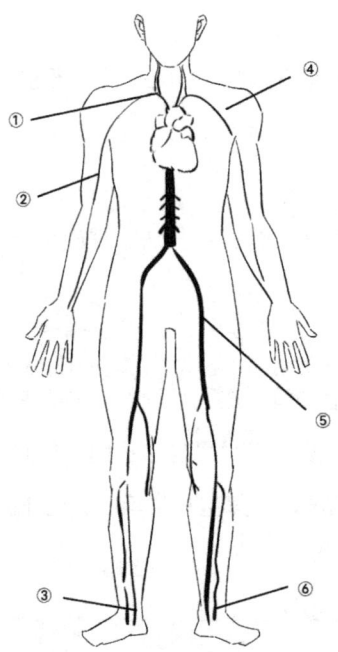

注:
① 颈总动脉按压点
② 肱动脉按压点
③ 胫后动脉按压点
④ 腋动脉按压点
⑤ 股动脉按压点
⑥ 足骨动脉按压点

图 9　人体动脉指压法止血点分布
Fig.9　Distribution of hemostatic points in human arterial acupressure

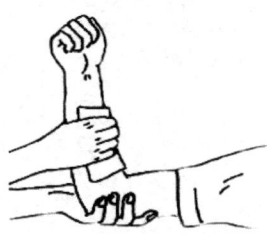

图 10　加压包扎止血法
Fig.10　Pressure bandaging hemostasis

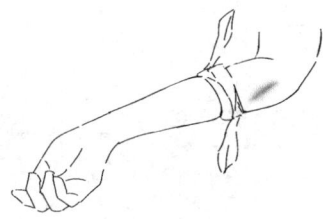

图 11　止血带止血法
Fig.11　Tourniquet hemostasis

3. 包扎伤口

常用的包扎方法有绷带包扎法和三角巾包扎法。包扎要求：轻、快、准、牢。

（1）绷带包扎法

常用绷带包扎法分为环形包扎法、螺旋包扎法、螺旋反折包扎法、"8"字包扎法，见图12。

（2）三角巾包扎法

常用三角巾包扎法分为头顶帽式包扎法、双眼包扎法、单肩包扎法、单（双）侧胸（背）部包扎法、手臂吊挂法、腹部包扎法、单（双）侧臀部包扎法、手部包扎法、膝盖包扎法等，见图13。

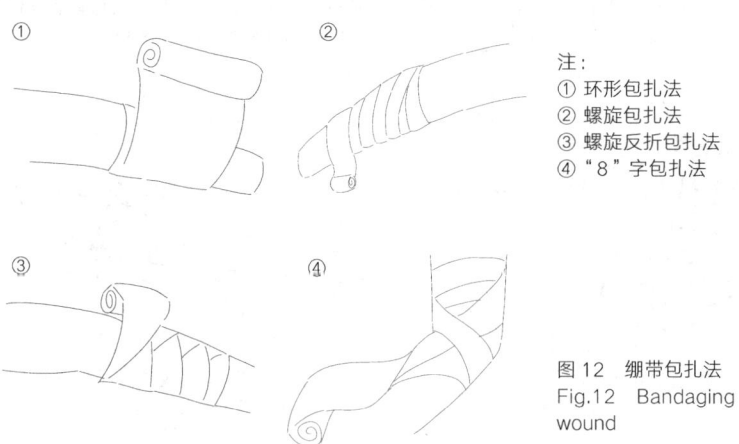

注：
① 环形包扎法
② 螺旋包扎法
③ 螺旋反折包扎法
④ "8"字包扎法

图12 绷带包扎法
Fig.12 Bandaging the wound

第一章 现场应急救护

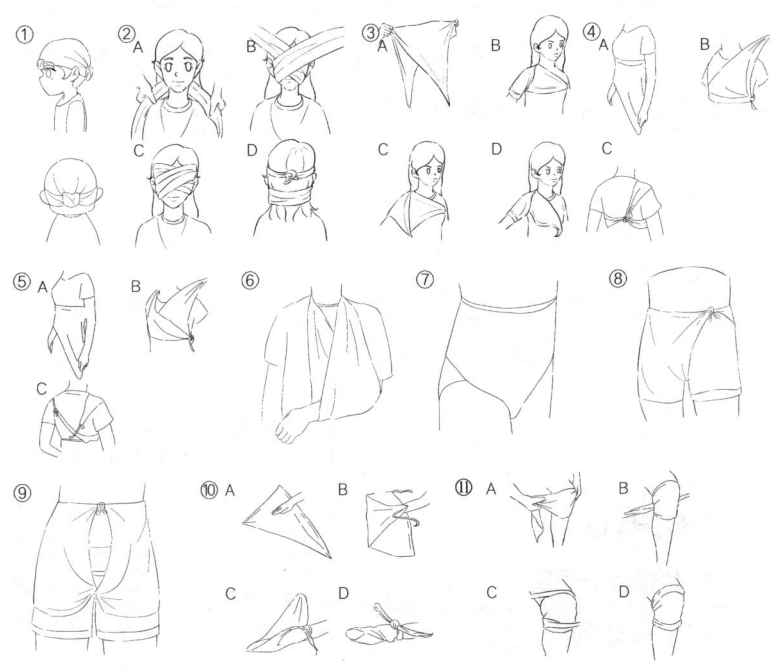

注：①头顶帽式包扎法；②双眼包扎法（A 平视面对伤者；B 布条左右交叉；C 固定；D 枕骨下打结）；③单肩包扎法（A 燕尾式折叠；B 底角对侧打结；C 包绕肩部固定；D 两角拉到对侧腋下打结）；④单侧胸（背）部包扎法（A 底边经肋下缘打结；B 顶角拉向背部；C 拉紧固定）；⑤双侧胸（背）部包扎法（A 底边经肋下缘打结；B 两底角拉紧提起；C "V" 字形固定于后背打结）；⑥手臂吊挂法；⑦腹部包扎法；⑧单侧臀部包扎法；⑨双侧臀部包扎法；⑩手部包扎法（A 手部平放在三角巾中；B 角顶覆盖手部；C 左右交叉；D 缠绕手腕打结固定）；⑪膝盖包扎法（A 宽带覆盖膝部；B 压住上下边缘；C 固定；D 肢体外侧打结）

图 13　三角巾包扎伤口法
Fig.13　Bandaging the wound with a triangular towel

（五）突发骨折急救

当身体骨头受到外力的猛烈撞击、挤压、切割等可致骨折。突发骨折时临时固定，不仅能减轻伤员疼痛，防止进一步损伤，更有利于搬运，切忌复位，见图14。

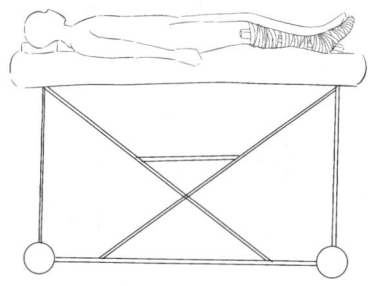

图14　骨折临时固定法
Fig.14　Temporary fixation of fracture

1. 骨折固定

● 颈椎骨折固定

（1）伤员平卧

双手牵引伤员头部，上颈托。

（2）伤员坐位

双手夹紧伤员前胸后背，上颈托，见图15。

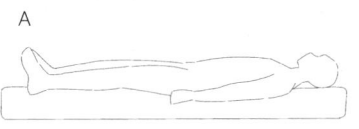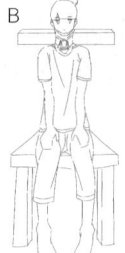

注：A为伤员平卧；B为伤员坐位
图15　颈椎骨折临时固定法
Fig.15　Temporary fixation of cervical fracture

- 脊柱骨折固定

所有脊柱骨折伤员都应用脊柱板固定,见图16。

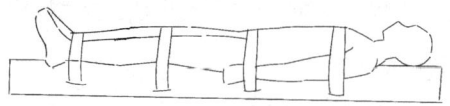

图16　脊柱骨折脊柱板固定法
Fig.16　Spine fracture spinal board fixation

- 前臂骨折固定

前臂骨折固定法,见图17。①用三角巾或绷带在骨折上、下端捆绑固定,屈肘位;②用三角巾悬吊患肢于胸前,露出指端以便检查末梢血液循环。

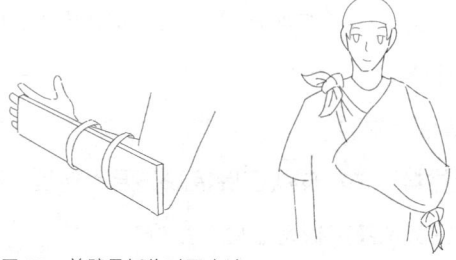

图17　前臂骨折临时固定法
Fig.17　Temporary fixation of forearm fracture

- 腿骨折固定

腿骨折的临时固定法为用两块木板固定,关节处放棉垫保护,空隙处用柔软物品填实,用宽布带固定,见图18。

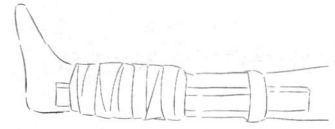

图18　腿骨折临时固定法
Fig.18　Temporary fixation of leg fracture

- 骨折固定注意事项

（1）开放性骨折

必须先止血、再包扎、最后进行骨折固定，此顺序绝不可颠倒。

（2）下肢或脊柱骨折

应就地固定，尽量不要移动伤员。

（3）四肢骨折

固定时，应先固定骨折的近端，后固定骨折的远端。如固定顺序相反，可导致骨折再度移位。夹板必须扶托整个伤肢，骨折上下两端的关节均须固定住。绷带、三角巾不要绑扎在骨折处。

固定四肢骨折时应露出指（趾）端，以随时观察血液循环情况，如有苍白、紫绀、发冷、麻木等表现，应立服松开重新固定，以免造成肢体缺血、坏死。

（4）夹板等固定材料

夹板等固定材料不能与皮肤直接接触，要用棉垫、衣物等柔软物垫好，尤其骨突部位及夹板两端更要垫好。

2. 搬运伤员

快速、科学的现场搬运，有利于伤员脱离危险环境，减轻伤残，减少死亡。

- 担架搬运

使用担架搬运伤员是最安全的搬运方法。

（1）专业担架

常用的专业担架有折叠担架、折叠铲式担架、漂浮式吊篮担架、脊柱固定板。

（2）自制担架

现场急救时可使用毛毯、绳子、衣服、木板等制造担架，见图19。

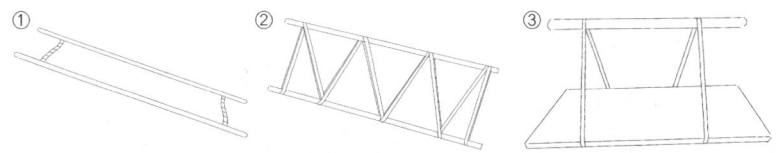

注：①为毛毯担架；②为绳子担架；③为木板担架
图19　担架样式
Fig.19　Stretcher form

● 徒手搬运

徒手搬运是一种简单、快速的搬运方法，适用于短途搬运。

（1）搀扶法

搀扶法适用于伤势不重、能行走的清醒伤员。脊柱、大腿骨折伤病者禁用。

（2）背负法

背负法适用于清醒、体重轻的伤员，见图20。

（3）抱持法

抱持法适用于短距离搬运体重较轻、伤情不重的伤员，见图21。

（4）双人拉车法

脊柱骨折伤员禁用，见图22。

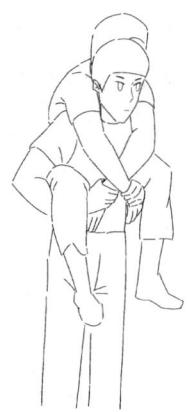

图 20　背负法
Fig.20　Piggyback method

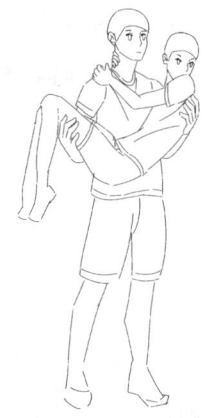

图 21　抱持法
Fig.21　Holding method

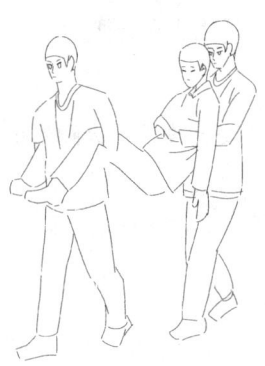

图 22　双人拉车法
Fig.22　Two man pulling method

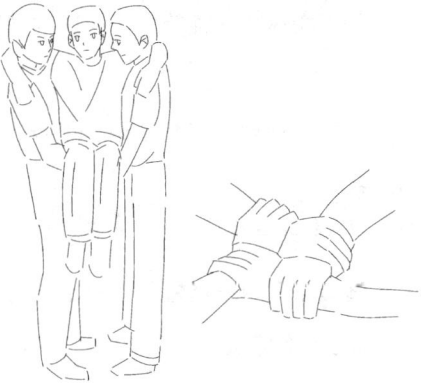

图 23　轿杠式搬运
Fig.23　Lift bar handing

（5）轿杠式搬运

双人轿杠式搬运，见图23。

① 三人平托法

三人平托法适用于搬运腰椎、骨盆骨折伤员。

② 四人平托法

四人平托法适用于搬运脊柱骨折伤员。

（六）中暑急救

人们在烈日暴晒或在高温环境下进行一定时间的体力劳动后，出现大汗、口渴、乏力、头晕、胸闷等症状时为中暑先兆。中暑的严重程度是循序渐进的，可根据中暑的临床表现采用以下实施措施。

1. 急救措施

移

- ◇ 将病人移至通风、阴凉的地方。
- ◇ 松解病人衣服，使之安静休息。
- ◇ 若衣服被汗水湿透，更换衣服。

降

- ◇ 用酒精或冷水擦拭身体。
- ◇ 用冷毛巾或冰袋冰敷前额、腋下、大腿根部。
- ◇ 不要降温过快，体温降至与正常体温一致即可。

补

- ◇ 若病人意识尚存，可使其服一些清凉饮料、淡盐水。
- ◇ 不要一次性补水过多，应每隔半小时补充 150~300 毫升淡盐水。

抢

- ◇ 若病人失去知觉时，掐其人中、合谷等穴位，促其苏醒。
- ◇ 若病人呼吸心脏骤停，立即实施心肺复苏。

2. 预防方法

（1）室内通风，高温下不宜工作过久。

（2）穿透气、散热的棉质衣服。

（3）注意及时补水。

（4）随身备有防暑药物。

（5）合理搭配饮食。

（6）睡眠充足、适当运动。

（七）火灾逃生

火场逃生十诀

熟悉环境，暗记出口。扑灭小火，惠及他人。

明辨方向，迅速撤离。不入险地，不贪财产。

> 简易防护，湿巾蒙鼻。善用通道，禁入电梯。
> 缓降逃生，滑绳自救。避难场所，固守待救。
> 暴露自己，寻求援助。火已及身，切莫惊跑。

当火灾发生时，如果发现火势并不大，可采取措施立即扑灭，千万不要惊慌失措，乱叫乱窜，置小火于不顾而酿成大火灾。

突遇火灾且无法扑灭时，应沉着镇静，及时报警，并迅速判断危险地与安全地，注意各种安全通道安全标志，决定逃生的办法。

逃生时经过充满烟雾的通道时，要防止烟雾中毒和窒息。由于浓烟常在离地面30多厘米处四散，可向头部、身上浇凉水或用湿毛巾、湿棉被、湿毯子等将头、身裹好，低姿势逃生，最好爬出浓烟区。逃生要走楼道，不要乘坐电梯。

如果发现身上已着火，切勿奔跑或用手拍打，因为奔跑或拍打时会形成风势，加速氧气的补充，加大火势。此时，应赶紧设法脱掉着火的衣服，或就地打滚压灭火苗；若能采取跳进水中或让人向身上浇水，喷灭火剂等方式会更有效。

（八）地震逃生

1. 室内逃生法

（1）根据建筑物布局和室内状况，寻找可形成三角空间的地方躲避，包括重心较低且结实牢固的家具下、内墙墙根、墙角、厕所等空间小的地方，见图24。

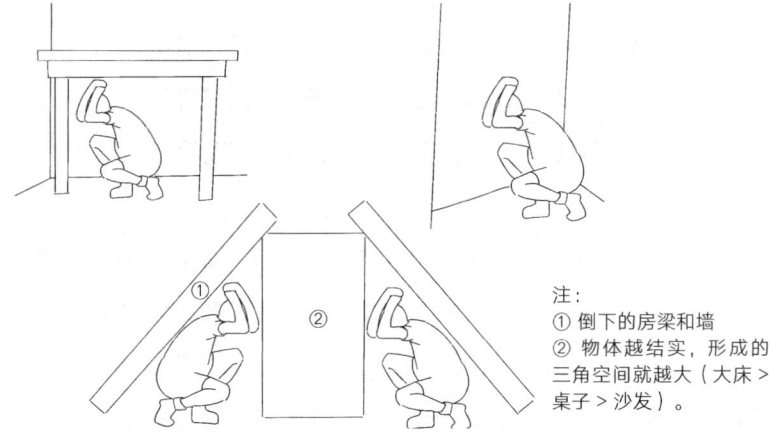

图 24 地震室内逃生法
Fig.24 Earthquake chamber escape method

（2）躲避时应尽量靠近水源处，尽量靠近建筑的外围。

（3）选好躲避处后应蹲下或坐下，脸朝下，额头枕在两臂上。

（4）抓住身边牢固的物体，以免地震时摔倒或因身体失控移位而受伤。

（5）保护头颈部，低头，闭眼，用手护住头部及后颈。

2. 室外

（1）就地选择开阔地蹲下，应双手交叉放在头上，最好用合适的物件罩在头上，不要乱跑，不要随意返回室内，避开人多的地方。

（2）远离高大建筑物、大树、街灯、电线电缆等。

（3）避开立交桥这类结构复杂的构筑物，不要停留在过街天桥、立交桥的上面和下方。

3. 汽车上

（1）在确保安全的情况下，尽快靠边停车，离开车辆，靠近车辆蹲下。

（2）不要把车停在建筑物下、大树旁、立交桥或者电线电缆下。

（3）不要试图穿越已经损坏的桥梁。

4. 被困在废墟下

（1）保护好头部和鼻子、嘴，以免受伤和让灰土进入呼吸道。

（2）在手能动的情况下，先用手扒掉挤压身体的土石砖块，增大活动空间。

（3）敲击管道或墙壁以便救援人员发现，可能的话，使用哨子，在其他方式都不奏效的情况下再选择呼喊——因为喊叫可能吸入大量有害灰尘并消耗体能。

（4）如果四肢或上肢被压住不能动弹，注意保存体力，等待救援。

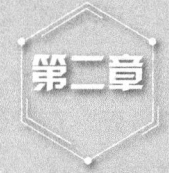

第二章

心理危机干预

02

大学生活是青春洋溢，充满激情与梦想的时光，但在这段人生旅程中，不少大学生会面临各种心理危机。这些危机可能源自学业、人际、情感、自我认同、电子产品（网络）成瘾等多个方面。了解和及时有效地干预这些危机，不仅有助于大学生自我防范与应对，也能让社会各界更加关心和支持他们的心理健康。

一、当代大学生常见的心理危机
（一）学业压力

在人生的众多阶段中，大学时期无疑是充满挑战与机遇的一个阶段。而对于大多数大学生来说，学业压力是他们必须面对的一个重要问题。这种压力可能来自各个方面，包括自身期望、家庭期望、社会期望，以及与同学之间的竞争等。

首先，大学生自身的期望是他们学业压力的主要来源之一。在基础教育阶段，学生们往往被灌输了一种观念：只要努力考入好的大学，未来就会有保障。但当他们进入大学后，却发现自己需要面对更多的挑战和不确定性，比如大学学习需要充分发挥自己的主观能动性、需要发散性思维，靠"刷题"已经不能适应大学学习。大学生在保持基础教育阶段出类拔萃成绩的期望和已有的学习习惯之间存在矛盾，从而产生沉重的压力，有的学生可能会选择自暴自弃。

其次，家庭期望也是大学生学业压力的重要来源。许多家长并不了解大学生面临的学业和生活上的挑战，又希望自己的孩子能够在大学期间取得优异的成绩，为将来的职业发展打下坚实的基础，有的家长不能理解子女，甚至责备子女未能延续高中阶段的辉煌成绩。这种期望有时会给孩子带来巨大的压力，使他们在面对学业挑战时感到焦虑、不安。

再次，社会期望也对大学生的学业压力产生了影响。在现代社会，学历和成绩往往被视为衡量一个人能力和价值的重要标准。这使得大学生在面对学业时，不仅要考虑自己的兴趣和能力，还要考虑社会的认可和期待。这种双重压力往往会让他们感到无法承受。

最后，同学之间的竞争也是导致大学生学业压力的一个重要因素。在大学里，同学们来自不同的背景，拥有不同的能力和特长，尤其高水平大学中往往聚集了全国最优秀的学生。为了在同学中脱颖而出，许多学生不得不夜以继日地学习。然而，这种竞争往往会导致一种极度"内卷"的氛围，使得大家都处于高度紧张的状态。

（二）人际关系困扰

大学时期，作为一个独立与充满挑战的阶段，人际关系的重要性愈发凸显。然而，许多大学生在尝试建立和维护人际关系时，常常会遇到各种困扰和挑战。

1. 同学之间的摩擦与竞争

进入大学，学生群体变得更加多元和复杂。不同背景、性格和价值观的碰撞，容易导致误解和冲突。尤其在一些竞争激烈的专业或社团中，同学之间为了争夺有限的资源或展现自我，可能会出现明显的对立和冲突。

2. 室友之间的矛盾

住宿生活是大学生活的一部分，与室友之间的相处也是人际关系的一个重要方面。生活习惯、卫生习惯、作息时间等方面的差异，都可能成为室友之间矛盾的导火索。如果双方不能相互体谅、妥善处理这些矛盾，可能会导致关系紧张甚至冲突升级。

3. 与教师的沟通障碍

在大学中，与教师的沟通也是人际关系的一个重要方面。然而，由于师生之间的年龄、经验和立场差异，学生在与教师沟通时可能会感到困惑或无助。一方面，一些教师可能不够耐心，无法与学生建立良好的沟通渠道，导致学生在学术上或生活上遇到问题时，难以寻求帮助。另一方面，因为学生本身的性格及学习能力问题，无法达到教师的要求，也不能积极向外求助或者与教师直接沟通，导致学业受挫。

4. 缺乏社交技能

许多大学生在成长过程中，可能并没有接受过系统的社交技能教育。这导致他们在面对复杂的人际关系时，可能会感到手足无措。如何与他人建立联系，如何表达自己的观点，如何倾听他人等技能，都是大学生需要学习和掌握的。

5. 网络社交与现实冲突

随着互联网的普及，网络社交已成为大学生日常生活的一部分。

然而，过度依赖网络社交可能导致大学生在现实中的人际关系能力欠缺、学习成绩下降。此外，网络上的匿名性和虚拟性也可能导致一些大学生在网络上发表不当言论，进而引发现实生活中的人际关系困扰。

（三）大学生自我认同与价值观冲突

大学阶段属于成年早期，是一个涉及自我认同和价值观形成的关键时期。在这个阶段，大学生们面临着多方面的挑战，其中包括如何认识自我、确立自己的价值观，并处理可能出现的价值观冲突。

1. 自我认同的探索

进入大学后，许多学生远离家乡，独立生活。这种新的环境为他们提供了一个探索自我、塑造个人身份的机会。大学生们开始关注自己的兴趣、能力和价值观，并试图在社会中找到自己的位置。这种探索过程可能包括尝试不同的课外活动、参与学术讨论、与不同背景的人交流等。通过这些经历，他们逐渐认识到自己的独特性和在社会中的角色。

2. 价值观的形成与冲突

在大学期间，大学生们开始形成自己的价值观。这些价值观可能来源于家庭、学校、社会等多个方面。然而，由于大学生所处的环境复杂多变，他们的价值观可能会受到多种因素的影响，从而产生冲突。

一方面，家庭和学校的教育可能对大学生的价值观产生深远影响。许多大学生从小就被灌输了集体主义的价值观，如尊重长辈、注重集体利益等。然而，在大学中，他们可能会接触到个人主义的观点和文化，从而开始质疑这些传统价值观。

另一方面，社会的快速发展和变革也可能导致大学生的价值观发生冲突。例如，面对物质诱惑、功利主义等价值观的冲击，大学生可能会感到困惑和迷茫。他们可能会开始怀疑自己的价值观是否正确，甚至产生自我否定和焦虑。

（四）应对价值观冲突的策略

面对价值观冲突，大学生们需要采取积极的策略来应对。首先，他们需要自我反思和审视，明确自己的核心价值观和信仰。其次，他们可以尝试与不同背景的人交流，了解不同的观点和文化，从而增强自己的文化包容性和理解力。最后，他们可以寻求专业的心理咨询或辅导，以帮助自己更好地处理价值观冲突和自我认同问题。

二、大学生网络和电子设备成瘾

在数字化时代，网络和电子设备已成为大学生生活中不可或缺的一部分。然而，过度依赖这些工具可能导致网络和电子设备成瘾，会对大学生的学习、生活和身心健康产生负面影响。

网络和电子设备成瘾是指个体过度使用互联网、智能手机、平板电脑等电子设备，以至于影响日常生活、学习和工作。大学生作为一个特殊群体，具有学习、社交和娱乐等多重需求，同时缺乏监管，更容易沉迷于网络和电子设备。这种成瘾行为可能表现为过度使用社交媒体、在线游戏、视频平台等，甚至影响学业和社交活动。

（一）学业受损

过度使用网络和电子设备可能导致大学生花费大量时间在非学习活动上，从而影响其学业成绩和学术表现。

（二）社交障碍

过度依赖电子设备可能使大学生在现实生活中缺乏面对面的社交活动，导致其社交技能下降。

（三）身心健康问题

长时间使用电子设备可能对大学生的眼睛、颈椎和手部造成损伤，同时过度使用网络也可能导致其睡眠质量下降，引发焦虑、抑郁等心理问题。

三、大学生常见精神疾病
（一）抑郁症

抑郁症是大学生群体中最为常见的精神疾病之一。其症状包括情绪低落、失去兴趣、疲劳、失眠、食欲改变等。大学生可能因为学业压力、人际关系困扰、自我期望过高等诱因陷入抑郁状态。严重者会出现自伤、自杀行为。面对这种情况，教师首先要鼓励学生寻求专业帮助，如心理咨询或药物治疗。同时，提供心理支持，如倾听、理解和鼓励，也是非常重要的。在预防方面，可以加强心理健康教育，提高大学生的心理素质和抗压能力。

（二）焦虑症

焦虑症在大学生中也较为常见，表现为过度担心、紧张、害怕等情绪。学业、就业、社交等方面的压力都可能成为焦虑症的诱因。对于焦虑症，认知行为疗法和药物治疗是常见的治疗方法。

（三）双相情感障碍

双相情感障碍在大学生中也较为常见，表现为情绪低落或高涨反复、交替，或混合呈现，伴有注意力分散、轻率、夸大、思维奔逸、高反应性、睡眠减少和言语增多等紊乱症状。通常因为学习压力、人际困扰、就业压力等诱发。双相情感障碍的治疗多采取药物治疗、物理治疗及心理治疗相结合的方式。治疗目的是缓解急性期症状，维持心境稳定，降低发作频率，改善病人的生理功能和生活质量。

（四）强迫症

强迫症表现为强迫性的思维或行为，如反复洗手、检查门窗是否关好等。大学生强迫症可能与学业压力、追求完美等因素有关。治疗强迫症通常需要结合药物治疗和心理治疗。

（五）社交恐惧症

社交恐惧症是指在社交场合中感到强烈的不安和恐惧。大学生可能因为担心被评价、害怕被拒绝等原因而患上社交恐惧症。对于这类疾病，心理治疗如认知行为疗法和暴露疗法被广泛认为是非常有效的治疗方法。预防上，可以通过组织团体活动、提供社交技能培训等方式，帮助大学生提高社交能力，增强自信心。

（六）边缘型人格障碍

边缘型人格障碍是一种以情绪、人际关系、自我形象以及行为的不稳定为特征的心理疾病。边缘型人格障碍的症状多样，包括严重的抑郁、焦虑、精神病症状、偏执观念或躯体关注、自伤及自杀等。此病的治疗难度较大，患者的治疗依从性较差，心理治疗是该疾病最重要的治疗方式。

（七）精神分裂症

虽然相对较少，但精神分裂症也在大学生群体中时有发生。这种疾病的症状包括幻觉、妄想、思维混乱等。精神分裂症的治疗通常需要长期的药物治疗和心理治疗。预防上，可以关注那些有家族病史或表现出早期症状的学生，及时提供心理支持和专业帮助。

四、大学生心理危机的识别与干预

心理危机是大学生面临的一种常见挑战，其可能源自学业压力、人际关系问题、情感困扰或未来规划的不确定性等多种因素。对于心理危机的早期识别与及时干预，是预防心理疾病发生和保障学生心理健康的关键。

（一）大学生心理危机概念

1. 定义

心理危机是指个体面临突如其来的严重事件或情境，导致其情绪、认知和行为严重失衡的状态。

2. 表现

（1）情绪方面

情绪低落、焦虑不安、恐惧害怕或暴躁易怒。

（2）认知方面

思维混乱、注意力不集中、记忆力减退或决策困难。

（3）行为方面

逃避现实、退缩回避、过度依赖或有自伤、自杀行为。

（二）识别要素

1. 观察言行举止

留意学生的言行举止是否异常，是否经常表现出上述心理危机的症状。

2. 询问生活事件

了解学生近期是否遭遇重大生活事件，如家庭变故、情感破裂、学业困难等。

3. 感知情绪变化

通过与学生交流，感知其情绪状态是否低落、焦虑或恐惧。

4. 评估心理韧性

了解学生的心理韧性水平，心理韧性较低的学生更容易陷入心理危机。

（三）干预措施

1. 针对大学生的心理健康教育与宣传工作

心理健康教育与宣传工作在帮助大学生建立健康的心理防线、提升心理素质和应对能力方面扮演着关键角色。心理健康教育有助于大学生形成健全的人格，培养良好的心理素质，为未来的生活和工作奠定坚实的基础。心理健康教育有助于大学生更好地认识自己、理解他人，建立和谐的人际关系，减少心理问题的发生。心理健康教育能够提升大学生的自我调节能力，使他们在面对困难和挑战时能够积极应对，保持心理健康。

2. 心理健康教育与宣传工作的实施策略

（1）课程设置

高校应将心理健康教育纳入课程体系，设置必修或选修课程，确保大学生能够系统地学习心理健康知识。在课程中设置心理危机干预培训，大学生可以了解心理危机的概念、识别和应对方法，提高自我保护和自我调节的能力。同时，培训还可以帮助大学生建立积极的心态和健康的生活方式，增强他们的心理韧性和适应能力。

（2）宣传活动

利用校园广播、海报、讲座等多种形式，定期开展心理健康教育宣传活动，提高大学生的心理健康意识。

（3）心理评估

定期对大学生进行心理健康评估和反馈，及时发现重点学生，发现重点学生后给予心理咨询或就医建议。

（4）心理咨询与辅导

建立健全心理咨询与辅导体系，为有需要的大学生提供及时、专业的心理支持和服务。

（5）网络平台

利用微信、微博等社交媒体平台，发布心理健康知识和信息，与大学生进行互动和交流，增强心理健康教育的针对性和实效性。

（四）针对大学生的心理咨询和精神医学服务

1. 心理咨询

提供专业的心理咨询服务，帮助大学生解决各种心理问题，如情感问题、人际关系问题、学业问题等。

2. 心理测评

通过科学的心理测评工具，评估大学生的心理健康状况，为后续的咨询和治疗提供依据。

3. 精神医学服务

在大学的校医院建立精神科（心理科）门诊，为存在严重心理问题甚至精神疾病的伤病者提供基本医疗服务，如量表评估、精神疾病诊断、药物治疗、心理治疗、随访等。对于有严重自杀、自伤及伤人毁物行为的患者，在保证学生人身安全的情况下，及时启动应急机制。

4. 危机干预

对于存在严重自杀意念、自残行为等危机情况的学生，在保卫处、学生处、学院等相关部门的协助下，由心理卫生危机干预专家提供及时的危机干预服务，保障学生的生命安全。

（五）保障措施

1. 加强组织领导

成立由学生处领导的工作小组，负责心理危机预警与评估体系的建立和实施。

2. 完善制度建设

制定相关规章制度，明确学生处、保卫处、心理咨询中心、校医院、学院等机构的职责和权限，确保体系的顺利运行。

3. 加强队伍建设

培养专业的心理健康工作队伍，提高其业务能力和服务水平。

4. 加大投入力度

为心理危机预警与评估体系的建立和实施提供必要的经费和设备支持。

大力宣传国家和省市心理危机热线,心理危机热线是大学生心理干预的重要渠道之一,它能为大学生提供及时、便捷、专业的心理支持和服务。

(六)学生心理朋辈支持与互助网络

在大学生活中,同龄人之间的心理支持与互助具有不可替代的作用。朋辈支持不仅能够缓解个体的心理压力,还能促进心理健康发展,容易取得共鸣与支持,从而促进大学生共同成长。因此,建立大学生心理朋辈支持与互助网络具有重要意义。

1. 互助网络的构建

选拔和培训心理委员:选拔具备良好心理素质、沟通能力、乐于奉献的学生担任心理委员,并进行相关培训,提高其助人能力。

建立线上交流平台:利用社交媒体、校园论坛等线上平台,为大学生提供便捷的交流渠道,方便他们分享经验、寻求帮助。

开展主题活动:定期组织心理健康主题活动,如心理讲座、心理剧表演等,促进大学生之间的交流与合作。

2. 家-校-医共同应对

大学生心理危机和心理干预需要家庭、学校和医疗机构的共同努力和协同配合。高校应建立家-校-医沟通机制，形成全社会共同参与的大学生心理健康教育网络。

家庭是大学生心理健康的第一道防线。家长应关注孩子的心理状况，及时发现和解决问题。高校可以通过定期举办家长学校、发放心理健康手册等方式，提高家长的心理健康教育意识和能力。

学校是大学生心理健康教育的主阵地。高校应建立健全心理健康教育体系，将心理健康教育纳入课程体系和学分管理，为学生提供全面的心理健康服务。同时，高校还应加强与医疗机构的合作，建立心理健康转介机制，为需要进一步治疗的学生提供及时的支持和帮助。

大学心理咨询和精神医学服务是保障学生心理健康的重要途径。学生们应该充分认识到这些服务的重要性，并积极利用这些服务维护自己的心理健康。同时，高校也应该加强对心理咨询和精神医学服务的投入和建设，为学生提供更加全面和专业的服务。

综上所述，加强大学生现场应急救护培训和心理健康教育，可以不断提高大学生的健康素养、培养自主能力、建立良好的生活方式，以及促进社会的可持续发展。我们衷心希望通过以上健康教育，师生朋友们可以具备健康的体魄和丰富的智慧，成为德智体美劳五育并举的有为青年，为实现个人价值和社会进步作出积极贡献！